Zeeshan Haider

Enfermagem e cuidados de saúde

Zeeshan Haider

Enfermagem e cuidados de saúde

ScienciaScripts

Imprint

Any brand names and product names mentioned in this book are subject to trademark, brand or patent protection and are trademarks or registered trademarks of their respective holders. The use of brand names, product names, common names, trade names, product descriptions etc. even without a particular marking in this work is in no way to be construed to mean that such names may be regarded as unrestricted in respect of trademark and brand protection legislation and could thus be used by anyone.

Cover image: www.ingimage.com

This book is a translation from the original published under ISBN 978-620-2-30965-3.

Publisher:
Sciencia Scripts
is a trademark of
Dodo Books Indian Ocean Ltd. and OmniScriptum S.R.L publishing group

120 High Road, East Finchley, London, N2 9ED, United Kingdom
Str. Armeneasca 28/1, office 1, Chisinau MD-2012, Republic of Moldova, Europe
Printed at: see last page
ISBN: 978-620-8-32320-2

DEDICAÇÃO

Dedico o meu trabalho de dissertação à minha família e aos meus amigos. Um sentimento excecional de apreço e respeito pelos meus queridos pais, Gulsher Haider e Kaneez Rubab, e pelo meu querido tio Zahid Hussain e tia Saghir Fatima. As suas palavras de encorajamento e de incentivo à tenacidade ressoam nos meus ouvidos. A minha irmã e o meu irmão também estão incluídos e nunca se afastaram, sendo todos eles muito especiais para mim.

Dedico também a minha dissertação a todos os meus preciosos amigos e colegas de trabalho pelo apoio moral que me deram durante o meu trabalho de investigação. Apreciá-los-ei sempre, porque me apoiaram muito durante o meu trabalho e eu agradeço-lhes muito.

Dedico este trabalho a um dos meus melhores amigos, meu irmão, meu diretor de trabalho, meu líder, o Sr. Atif Rafiq, pela sua extraordinária assistência e apoio durante o trabalho.

RECONHECIMENTO

Antes de mais, gostaria de agradecer a Deus Todo-Poderoso pela força e pelas suas bênçãos ilimitadas para a realização desta tese. Ele é o mais gracioso e o mais misericordioso.

Gostaria de aproveitar esta ocasião para transmitir a minha mais profunda consideração à minha orientadora, a Dra. Avsen Berberoglu, pela sua supervisão e apoio constante. A sua ajuda crítica e indispensável, com comentários construtivos e sugestões ao longo do trabalho experimental e de investigação, contribuiu para o êxito desta investigação. Ela é uma supervisora ideal. A sua orientação, aconselhamento, experiência académica, bondade e encorajamento ajudaram a concluir o meu trabalho de investigação. Estou realmente muito grato à Dra. Aysen Berberoglu por me ter proporcionado esta experiência impressionante e extraordinária para a realização do meu trabalho de investigação.

Quero também agradecer ao diretor do Instituto de Estudos de Pós-Graduação e Investigação e ao chefe do Departamento de Organização e Gestão dos Cuidados de Saúde, Prof. Dr. Hikmet Secım, por me ter dado a oportunidade de escrever uma tese.

Os meus pais têm sido uma fonte constante de apoio - emocional, moral e, claro, financeiro - durante toda a minha vida, e esta tese não teria certamente existido sem eles. Um agradecimento especial aos meus colegas de trabalho e amigos pelo seu apoio moral contínuo desde então. Foi muito necessário e profundamente apreciado.

Por último, apresento os meus cumprimentos e as minhas bênçãos a todos aqueles que me encorajaram nos momentos difíceis, em todos os aspectos respeitados, durante a realização do meu trabalho de investigação. A cada um deles, o meu mais profundo agradecimento.

RESUMO

No passado, foram debatidos vários estudos para determinar o contacto dos factores de stress no local de trabalho com a qualidade do trabalho dos enfermeiros. A maior parte dos estudos centrou-se nos factores de stress no local de trabalho e na sua relação com a qualidade de vida dos enfermeiros relacionada com o trabalho, ou seja, como é que os factores de stress podem afetar a qualidade do trabalho dos enfermeiros e quais são as razões ou se existe alguma relação negativa ou positiva entre os factores de stress e a qualidade do trabalho. Este estudo procura analisar o impacto dos factores de stress no local de trabalho dos enfermeiros na sua qualidade de trabalho, através da utilização de um método de teste quantitativo que consiste na administração de questionários aos enfermeiros no local de trabalho no sector da saúde no Norte de Chipre. Se os factores de stress que alteram a qualidade do trabalho dos enfermeiros forem baixos no local de trabalho, pode haver uma relação positiva entre eles e pode fazer com que os enfermeiros trabalhem de forma mais confortável e descontraída. As principais conclusões sugerem que existe uma relação negativa simbólica entre os factores de stress no local de trabalho e a natureza e o aspeto do trabalho dos enfermeiros. Os resultados revelam que a frequência dos factores de stress no local de trabalho tem um contacto eloquente com a qualidade do trabalho dos enfermeiros e que existe uma contingência linear negativa estatisticamente expressiva entre os elementos da vida relacionados com o trabalho e o stress dos enfermeiros. Nas organizações de cuidados de saúde, a conceção e a criação de trabalho devem ser mais importantes e significativas no seu desempenho e na forma como as suas contribuições são reconhecidas.

ÍNDICE DE CONTEÚDOS

INTRODUÇÃO

Antecedentes do estudo

No local de trabalho dos enfermeiros no mundo atual, o stress é uma das principais e mais graves ameaças no sector da saúde. Entre as pessoas relacionadas com os profissionais de saúde, o stress dos enfermeiros tem um efeito negativo na qualidade do seu trabalho, na sua saúde e na sua capacidade de trabalho. A enfermagem é uma profissão muito vasta e, por isso, tem uma relação direta com os doentes no que se refere à sua saúde, à medicação adequada e ao controlo correto. Durante este período de prestação de cuidados aos doentes, os factores de stress podem afetar os enfermeiros durante a sua qualidade de trabalho e podem levá-los a situações de stress, porque o ambiente de trabalho é muito necessário para o trabalho, onde uma pessoa pode aprender e experimentar problemas e dificuldades. Para uma melhor compreensão, temos de abordar o problema da forma como os factores de stress no local de trabalho têm um impacto indicativo na natureza do trabalho dos enfermeiros. De acordo com a literatura anterior, foram realizados vários estudos sobre os factores de stress e verificou-se que a enfermagem é uma profissão altamente stressante. Trabalhar em condições de pressão é um desafio. A maior parte dos enfermeiros precisa de ser encorajada durante o trabalho pelos quadros superiores da sua área de trabalho e a falta de pessoal adequado é um dos factores de stress mais importantes na área de trabalho. Na qualidade do trabalho do enfermeiro, a interação do enfermeiro com o doente foi claramente identificada em estudos anteriores. Lidar com o comportamento dos doentes é um dos aspectos mais importantes no sector da saúde. Em diferentes locais de trabalho, os enfermeiros têm diferentes condições de trabalho, diferentes tarefas e a fonte de stress pode ser diferente. Anteriormente, muitos investigadores discutiram a comunicação ou a ligação entre os factores de stress no local de trabalho e a qualidade do trabalho. Este estudo destacará os factores associados aos factores de stress e a forma como esses factores afectam a qualidade do trabalho dos enfermeiros no ambiente de saúde. De acordo com a literatura existente, a frequência dos factores de stress no local de trabalho dos enfermeiros tem um impacto significativo na sua qualidade de trabalho.

Além disso, discutiremos a revisão da literatura e organizaremos o nosso modelo de investigação para o estudo e, na nossa metodologia de investigação, apresentaremos a população total e as técnicas de amostragem e recolheremos dados de diferentes locais de saúde e analisaremos os dados utilizando diferentes técnicas estatísticas e apresentaremos os nossos resultados, e falaremos sobre a conclusão, as recomendações e a modificação do estudo.

Objetivo do estudo

Nos últimos anos, o sector dos serviços médicos de saúde tem-se debatido e enfrentado sérias transformações, passando de serviços de cuidados médicos como uma opção orçamental para cuidados médicos como uma opção geral. Neste mundo moderno, a maioria das pessoas utiliza a palavra "stress" na sua vida quotidiana, mas não sabe muito bem o significado de "stress", ou seja, como é que o stress pode afetar a pessoa num local de trabalho de saúde e qual é a relação entre os factores de stress no local de trabalho e a qualidade do trabalho dos enfermeiros. O stress no local de trabalho no sector da saúde é a principal preocupação dos enfermeiros e pode facilmente provocar uma redução da produtividade, falta de confiança, problemas de saúde e outros problemas mentais graves. Assim, o principal objetivo deste estudo é aumentar a compreensão da relação entre os factores de stress no trabalho e o seu contacto com a natureza do trabalho dos enfermeiros nos locais de saúde privados da República Turca do Norte de Chipre (TRNC).

Importância do estudo

Este estudo relata a relação entre os factores de stress no local de trabalho e a qualidade de vida relacionada com o trabalho, mostrando como os factores de stress têm um impacto significativo na qualidade de vida relacionada com o trabalho. Um ambiente de trabalho saudável é muito importante e vital para a inscrição e o internamento de especialistas em cuidados médicos e também para a sustentabilidade do sistema de saúde. Se falarmos dos principais recursos de stress, temos o pagamento incompleto, a injustiça no trabalho, a falta de pessoal, a carga de tarefas, a pressão do tempo, a perda de perceção e de consciência, as competências de gestão insuficientes e a falta de apoio de outros trabalhadores, as questões de segurança, a confirmação da segurança do emprego e também o stress relacionado com o trabalho que afecta a qualidade do trabalho dos enfermeiros. Quando discutimos a qualidade do trabalho, o indicador mais importante é a segurança no trabalho e o stress no trabalho, substituídos pelo orgulho no trabalho. A força de trabalho ou a urgência têm uma forte ligação ou inter-relação com a intenção de rotatividade e a qualidade de vida relacionada com o trabalho dos trabalhadores. Para um melhor desenvolvimento, é necessário adotar estratégias de garantia pessoal adequadas e apropriadas entre os enfermeiros para aumentar ou fundir a sua qualidade de trabalho e também diminuir o êxodo em massa consecutivo. Esta consideração encoraja a análise e a exploração dos factores de stress no local de trabalho entre os enfermeiros e a sua relação com a qualidade do seu trabalho.

Limitações do estudo

A maior parte dos estudos anteriores sobre a associação entre os factores de stress no local de trabalho e os elementos da vida relacionados com o trabalho foram discutidos. Avaliar e compreender as intervenções no local de trabalho que visam a gestão do stress no local de trabalho é importante para o elemento de vida relacionado com o trabalho dos enfermeiros. Para a melhoria e o desenvolvimento, as diretrizes e a variação do sistema, tal como a abordagem que inflaciona o serviço e também a detenção de enfermeiros e a iniciativa da organização para reduzir e diminuir o stress devido à carga de trabalho e às questões de pessoal, são essenciais para recuperar a natureza da assistência que os enfermeiros prestam. Em estudos anteriores, foi referido que o rápido aumento das baixas por doença e a reforma antecipada do trabalho se devem a algumas perturbações e condições de stress. Os enfermeiros apresentam um nível mais elevado de problemas lombares relacionados com o trabalho. Os diretores das instalações devem mesmo fornecer ao pessoal de enfermagem as necessidades e os recursos adequados para a realização do seu trabalho e também envolver os enfermeiros nos objectivos de desenvolvimento e das instalações para aumentar a sua influência na realização das mudanças necessárias na organização e na sociedade para diminuir a carga de trabalho e o stress.

Hipótese de investigação

A hipótese principal é apresentada a seguir:

HO: A frequência dos factores de stress no local de trabalho dos enfermeiros não tem um contacto significativo com o elemento de vida relacionado com o trabalho.

Olá: A frequência dos factores de stress no local de trabalho para os enfermeiros tem um contacto significativo com o elemento de vida relacionado com o trabalho.

O principal objetivo do estudo é destacar os factores de stress no trabalho e a sua relação com a natureza da vida relacionada com o trabalho entre os enfermeiros.

Por esta razão, será desenvolvido um modelo de investigação para discutir e analisar a relação entre os factores de stress no local de trabalho e a qualidade de vida relacionada com o trabalho e serão analisados diferentes estudos e investigações que foram discutidos anteriormente por outros autores e serão criadas questões de investigação para obter dados de diferentes locais de trabalho de saúde, metodologia e análise e, finalmente, os resultados mostrarão a relação entre eles.

CAPÍTULO 1
REVISÃO DA LITERATURA

Este capítulo do estudo envolveu a discussão geral sobre a relação entre os factores de stress no local de trabalho e a qualidade de vida relacionada com o trabalho, bem como a discussão e análise desta relação entre os enfermeiros das instituições médicas privadas da RTNC.

1.1 Stress e factores de stress numa organização de cuidados de saúde

O stress é uma das principais ameaças na organização dos cuidados de saúde. Entre os enfermeiros, o stress está a merecer cada vez mais atenção. Em estudos anteriores, a enfermagem foi referida como um trabalho cheio de stress (Plant et al., 1992). Outros estudos demonstram que a correlação do stress durante o trabalho pode começar a aumentar o colapso e a incapacidade (Norrie, 1995). O stress durante o trabalho entre os enfermeiros pode desmoralizá-los e, devido ao excesso de carga de trabalho, podem ficar mentalmente perturbados, contrair doenças e adoecer. Além disso, no início da década de 1990 (Leveck e Jones, 1996) organizaram uma revisão para explorar a influência do stress no trabalho e da satisfação na retenção do pessoal de enfermagem e na qualidade dos cuidados prestados. O stress é um estímulo que causa stress a um indivíduo externamente, podendo ser grave na maior parte das vezes, especialmente uma carga de trabalho excessiva, a escassez de pessoal e a falta de motivação por parte da gestão superior podem tornar os enfermeiros stressados e criar falta de confiança entre eles. Os enfermeiros que sofrem de stress têm conflitos mais graves com os seus colegas (MacNeil e Weisz, 1987). Durante o período de trabalho, a comunicação com outros membros do pessoal em condições de stress pode gerar conflitos entre os enfermeiros e ter um impacto nos outros trabalhadores. No período de aprendizagem dos enfermeiros, os factores de stress podem afetar direta ou indiretamente o seu desempenho e as suas capacidades de aprendizagem.

1.1.1 Tipos de factores de stress

No ensino da enfermagem, o stress é considerado uma das questões mais importantes do mundo. Existem diferentes tipos de factores de stress na unidade de cuidados de saúde, que podem ser diferenciados entre o pessoal de saúde e dependem da tarefa que o indivíduo desempenha no local de trabalho. Na profissão de enfermeiro, existem diferentes tipos de factores de stress que os enfermeiros enfrentam na sua qualidade de trabalho.

1.1.1.1 Tarefas em curso

No local de trabalho dos enfermeiros, o stress está relacionado com más condições e ambiente de trabalho. (Leiter e Maslach, 1999) afirmam que a discrepância entre a comunidade e o local de trabalho, o ambiente na área de trabalho e a carga de trabalho promovem o esgotamento. O excesso de trabalho ocorre devido à falta de pessoal e pode provocar perturbações fisiológicas e psicológicas nos enfermeiros. A enfermagem é uma profissão muito vasta e o excesso de carga de trabalho é um dos factores de stress muito decisivos e críticos para os enfermeiros, podendo ter um impacto negativo na sua qualidade de trabalho e na sua vida social. A maior parte das investigações anteriores abordou o excesso de carga de trabalho como um fator de stress crescente nas instituições de cuidados de saúde e os trabalhadores enfrentam demasiados problemas e dificuldades em consequência do excesso de carga de trabalho. Noutro estudo, o excesso de trabalho e o aumento das horas de trabalho tiveram um impacto negativo na saúde dos enfermeiros e na sua qualidade de trabalho, podendo aumentar o stress no trabalho. Na organização de cuidados de saúde, a maioria das pessoas sofre de stress, o que pode ter impacto na sua vida quotidiana.

1.1.1.2 Pressão do tempo e défice de sono

Os enfermeiros afectados pelo stress em todo o mundo têm sido destacados na literatura anterior há mais de 40 anos (Lazarus et al., 1966). As condições de trabalho dos enfermeiros incluem um ambiente fechado, falta de sono e pressão de tempo, demasiado ruído, ausência de uma segunda oportunidade e longas horas de trabalho que podem afetar a sua saúde (Cox e Griffiths, 1996). A deficiência de sono é causada pelo trabalho em condições de grande stress. Por vezes, quando se está a trabalhar para outra pessoa, isso pode criar distúrbios do sono e a capacidade de raciocínio pode ser facilmente afetada. Trabalhar neste tipo de situação pode aumentar o fator de risco entre os enfermeiros e, mais tarde, estes podem sofrer algumas perturbações cerebrais que podem afetar a sua estrutura corporal. O tempo é muito importante no trabalho em organizações de cuidados de saúde quando os enfermeiros têm contacto direto com a recuperação e a saúde dos doentes após procedimentos cirúrgicos.

1.1.1.3 Inadequação do incentivo e do apoio comunitário

A falta de encorajamento e de apoio comunitário é um dos principais factores de stress entre os enfermeiros durante o seu tempo de trabalho. De acordo com Rousseau (1999), a motivação do pessoal é influenciada positivamente pelo contrato psicológico na área de trabalho dos enfermeiros. Os enfermeiros necessitam de apoio motivacional por parte dos seus superiores hierárquicos, especialmente dos supervisores, dos enfermeiros-chefes registados e das chefias superiores. Trabalhar nestas condições pode influenciar o seu desempenho profissional e aumentar a sua baixa motivação. A maior parte dos outros investigadores tem procurado explicar de que forma o apoio motivacional e social influencia a qualidade do trabalho dos enfermeiros e quais são os seus impactos.

1.1.1.4 Sujeição a doenças virais e microbianas infecciosas

Todos os trabalhadores do sector da saúde que trabalham em locais de trabalho de saúde experimentam e enfrentam um vasto leque de riscos para a saúde, com exposição a fluidos corporais e sanguíneos (Cincinnati et al., 2000). A enfermagem é basicamente uma profissão feminina em que as condições e o ambiente de trabalho são maus. O mau ambiente organizacional e a carga de trabalho excessiva, associados ao aumento da possibilidade de ferimentos com agulhas, podem levar à transmissão de infecções do doente para o trabalhador. O trabalho dos enfermeiros na unidade de cuidados intensivos, onde a prestação de cuidados ao doente é muito importante e nesse tipo de ambiente. Em primeiro lugar, os enfermeiros devem ser vacinados antes de comunicarem com os doentes para os prevenir contra os microrganismos. Os investigadores discutiram anteriormente os seus estudos sobre a exposição dos enfermeiros a doenças infecciosas. Num estudo anterior da literatura, os autores afirmaram claramente que a documentação do ambiente de trabalho dos enfermeiros e os resultados em termos de segurança dos doentes (Jackson et al., 2002). A exposição a doenças virais e microbianas é um fator de stress muito importante no local de trabalho dos enfermeiros no domínio da saúde e pode constituir uma ameaça para a vida se não estivermos devidamente vacinados, podendo as doenças ser transmitidas facilmente e perturbar o mecanismo do nosso corpo interna e externamente. No entanto, os serviços de enfermagem estão positivamente correlacionados com os resultados dos doentes. Um ambiente de trabalho saudável é muito importante para que os enfermeiros adquiram uma experiência melhor e mais natural, aplicando competências técnicas de alto nível. Para um melhor desenvolvimento, é necessário um baixo nível de stress numa organização em que o trabalhador possa trabalhar de forma positiva, sem qualquer receio ou ameaça.

1.1.1.5 Exposição à violência relacionada com o trabalho

A violência relacionada com o local de trabalho pode ser definida como "Evento ou ocorrência em que os membros do pessoal são maltratados, ameaçados, aterrorizados, pressionados ou agredidos em circunstâncias relacionadas com o seu trabalho, incluindo as deslocações de e para o trabalho, envolvendo um desafio explícito ou implícito à sua segurança, bem-estar ou saúde" (Martino et al., 2002). A violência no local de trabalho divide-se em duas formas, incluindo a violência psicológica, a violência física e mental, como a ameaça verbal, a perseguição e a tiranização, bem como a ameaça étnica e erótica, que podem sobrepor-se a ambos os grupos. (Whelan et al., 2008). A violência no ambiente de trabalho tem um contacto adverso com a natureza do trabalho dos enfermeiros e com o seu desejo de permanecer no emprego, o nível de satisfação com o trabalho pode aparecer num aumento do nível de stress e também do absentismo. As literaturas anteriores identificaram a violência relacionada com o trabalho entre os enfermeiros no seu local de trabalho, sendo o assédio sexual um dos outros factores importantes relacionados com a violência nos enfermeiros. A gestão de topo das organizações de saúde deve proporcionar segurança e proteção adequadas aos enfermeiros para a proteção dos seus direitos.

1.1.1.6 Conflitos com outros colegas

O conflito com os colegas de trabalho é um fator de stress influente nas organizações de cuidados médicos, especialmente nos hospitais. As ligações e as comunicações humanas são muito importantes, especialmente nas situações em que ocorre um conflito entre duas pessoas sobre a realização de um objetivo (Nayeri et al.,

2009). O papel dos enfermeiros é muito importante no desenvolvimento dos hospitais porque devem manter boas relações com os doentes e os seus familiares, bem como com os empregados que trabalham com eles no mesmo local e no mesmo ambiente. Os enfermeiros desempenham um papel vital na consecução dos objectivos do hospital e na satisfação dos clientes com cuidados adequados. O conflito pode aumentar entre médicos, supervisores, enfermeiros registados, partes interessadas, subordinados, colegas de trabalho e outros membros do pessoal. Foi documentado anteriormente que o conflito pode surgir incluindo percepções e diferenças de opinião a todos os níveis de interação, como supervisão, partilha de trabalho, aprendizagem e ensino (Universidade de Iowa, 2010). Isto é evidente no facto de o conflito no local de trabalho no sector da saúde estar relacionado com uma má interação resultante de mal-entendidos, falta de cooperação, atrasos no trabalho, mexericos, aumento do nível de stress durante o trabalho e diminuição da satisfação dos doentes. (Seattlepi et al., 2007)

1.1.1.7 Excesso de trabalho devido à falta de pessoal

A enfermagem é uma atividade vasta que exige competências profissionais e os enfermeiros devem ser capazes de trabalhar em todas as condições. Segundo Wheeler (1998), o excesso de trabalho devido à falta de pessoal em enfermagem é um dos principais factores de stress no ambiente dos cuidados médicos. A falta de pessoal é um dos factores mais importantes no local de trabalho dos enfermeiros, pois cria-se uma carga de trabalho excessiva. Na atividade de enfermagem, é necessário dispor de pessoal bem formado.

1.1.1.8 Interação com pacientes mais difíceis ou críticos

A comunicação com doentes em estado crítico no local de trabalho é outro fator de stress para os enfermeiros. O tratamento de doentes em estado crítico na unidade de cuidados intensivos é um desafio (Drouot et al., 2008). Após o procedimento cirúrgico, os cuidados pós-operatórios dos doentes constituem um grande desafio para os enfermeiros no local de trabalho no sector da saúde, uma vez que os sintomas pós-cirúrgicos nos doentes são muito elevados. Trabalhar nestas condições é muito difícil para um enfermeiro controlar e manter tudo de uma forma positiva. Um controlo adequado, medicamentos regulares e injecções atempadas são muito necessários na área de trabalho.

1.1.1.9 Questões de progressão futura

As investigações descreveram que novos padrões ou novas ideias entre os enfermeiros são essenciais para lidar com o desenvolvimento dos enfermeiros e com as necessidades sentimentais relacionadas com a sua tarefa (Smith e Gray, 2001). Os programas de enfermagem devem ser organizados de modo a que os enfermeiros possam obter melhores ideias ou melhorar as suas competências de aprendizagem de uma forma correta e possam enfrentar qualquer tipo de desafio durante toda a vida de trabalho na organização de cuidados de saúde. As políticas de desenvolvimento dos enfermeiros podem contribuir para uma melhor compreensão dos enfermeiros relativamente ao seu trabalho nos hospitais.

1.2 Stress no local de trabalho numa organização de cuidados de saúde

Os factores de stress no local de trabalho dos enfermeiros no sector da saúde constituem uma grande preocupação no mundo atual. O stress no local de trabalho ocorre quando as exigências do trabalho se tornam excessivas e a pressão no local de trabalho ultrapassa os trabalhadores que trabalham no sector dos cuidados de saúde e a satisfação no trabalho passa a ser exaustiva. Os factores de stress durante o ambiente de trabalho podem afetar o desempenho dos enfermeiros durante o trabalho e podem diminuir os valores morais entre eles. Nas revisões anteriores, observou-se claramente que um número limitado de inquéritos incidiu sobre os enfermeiros. Menos controlo do trabalho, aumento do número de exigências, falta de apoio motivacional e social durante o trabalho por parte da gestão superior, sobrecarga de trabalho, situação de morte e morte entre enfermeiros. (Edward e Burnard, 2003) referiram que o stress no local de trabalho é semelhante ao stress na profissão "stress ocupacional". Trata-se de uma pressão ou stress que os enfermeiros enfrentam ou experimentam no seu ambiente de trabalho. Nas organizações de cuidados de saúde, os factores de stress desempenham um papel fundamental porque podem afetar facilmente os comportamentos e o desempenho do pessoal. Os enfermeiros que enfrentam demasiados factores de stress na organização de cuidados de saúde devido ao excesso de trabalho, ao excesso de trabalho devido à falta de pessoal, à falta de apoio social e motivacional por parte da gestão de topo, ao fator morte e morrer, ao conflito com outros colegas durante o trabalho, aos problemas em lidar com doentes em estado crítico durante o trabalho, à incerteza em relação ao tratamento, à sujeição a doenças infecciosas, à pressão do tempo e à falta de sono é um dos principais factores de stress na organização de cuidados de saúde entre os enfermeiros no seu local de trabalho. Neste estudo, serão discutidos diferentes factores para os enfermeiros na realização das suas tarefas e discutiremos estes factores como têm um contacto simbólico na natureza da vida relacionada com o trabalho entre os enfermeiros no seu local de trabalho de saúde. Foram discutidos cerca de 19 estudos sobre os factores de stress que os enfermeiros experimentam devido ao stress numa organização (Stehle et al., 1981). Os factores de stress podem levar a uma menor participação dos enfermeiros na tomada de decisões. Em 2005, (Dittus et al.,

2005) identificou que 75% dos enfermeiros aceitam que a falta de enfermeiros durante o trabalho pode afetar a sua qualidade de trabalho e também os cuidados prestados aos doentes. A falta de apoio motivacional por parte dos gestores ou supervisores, a falta de feedback e a falta de compreensão na resposta aos erros são factores que estão relacionados com a criação de stress entre os enfermeiros no seu ambiente de trabalho. Definitivamente, os enfermeiros comportar-se-ão de forma diferente em relação a cada fator de stress, mas é possível que o trabalho emocional associado a problemas organizacionais e cada fator de stress possa afetar de forma diferente e que a reação das pessoas possa ser diferente em resultado disso (Zapf et al., 2002).

1.2.2 Componentes diagnosticados para explicar a força dos enfermeiros durante o exercício da sua atividade

Existem diferentes componentes diagnosticados para explicar a força dos enfermeiros durante o exercício da sua atividade, tais como a fatalidade e o desvanecimento, a colisão com o médico ou especialista, a formação incompleta, a falta de apoio, a concorrência com outros enfermeiros ou assistentes, a carga salarial, a preocupação com a hospitalização.

Quando falamos sobre o stressor Fatalidade e desvanecimento entre os enfermeiros determinado em associação com a unidade de cuidados intensivos, também ficar com pacientes com tumor ou carcinoma, e investigador durante a sua pesquisa sobre fatalidade ou desvanecimento. Cerca de 19 inquéritos diferentes em contacto com enfermeiros que trabalham em cuidados intensivos (Stehle et al., 1981). A fatalidade devido à insuficiência cardíaca congestiva é expressa como uma incerteza incómoda, tal como a insatisfação com a gestão do trabalho (Price et al., 1977).

A colisão com o médico e o especialista pode provocar stress, ansiedade, medo e interrupção de uma comunicação eficaz. Este tipo de situações pode, por sua vez, aumentar as probabilidades de conflito. Os médicos são formados para terem autoridade sobre os enfermeiros. Atualmente, os enfermeiros querem ser mais independentes para poderem prestar contas e assumir a responsabilidade pelos cuidados prestados aos doentes. Por vezes, os médicos ignoram as suas sugestões, indicando que não precisam de feedback, e passam mais tempo com os doentes do que os médicos (Wlody, 1984:24-27).

Uma formação incompleta dos enfermeiros durante a execução do trabalho pode provocar stress e confundi-los durante a sessão de formação e reduzir o seu incentivo ao trabalho. Em 2001, os enfermeiros sentiram que a sua situação de trabalho era má: problemas de pessoal, demasiada carga de trabalho, horas extraordinárias durante o trabalho e falta de pessoal. Em 2005, (Dittus et al, 2005) revelou que mais de 75% dos enfermeiros registados admitem que o défice de enfermeiros diminui a natureza da sua vida profissional e dos cuidados prestados aos doentes.

A falta de apoio, a concorrência com outros enfermeiros ou assistentes e a carga salarial são os componentes diagnosticados para explicar a força dos enfermeiros durante a realização do seu trabalho. O trabalho penoso e a concorrência suscetível podem aumentar o stress em qualquer situação de trabalho, mas é a falta de apoio, exclusivamente por parte da chefia de enfermagem (Bennet et al. 2001), e não a existência de concorrência. A falta de apoio dos supervisores, a falta de avaliação, a retenção de informação são todos os componentes que interagem enfaticamente com o stress em enfermagem (Dunn, et al. 1994).

O modelo de enfermagem, os estilos de gestão, a comunicação do pessoal e o local de trabalho físico afectam tanto a cultura do trabalho como a carga de trabalho e, por conseguinte, podem acentuar ou moderar os problemas de pessoal, reduzindo ou aumentando a carga de trabalho para um determinado número de doentes. Por exemplo, um estudo sobre a escassez de pessoal de enfermagem indicou que os hospitais que utilizavam um modelo de enfermagem primário tinham menos probabilidades de declarar uma escassez do que os que utilizavam um modelo de equipa (Spetz et al.,2001).

A preocupação com a hospitalização é o fator de stress dominante entre os enfermeiros da secção de cuidados médicos, que lidam com os doentes e as suas famílias e se sentem discriminados (com base na idade, no sexo e na etnia). É claro que os indivíduos respondem de forma diferente a cada fator de stress, mas é possível que o trabalho emocional associado a problemas organizacionais seja especialmente suscetível de conduzir a níveis elevados de burnout (Zapf et al., 2002).

1.2.3 Resultados do stress

Existe um estigma associado à depressão (Kline, 2000:103-14). A maioria dos investigadores anteriores referiu claramente que o efeito e o impacto do stress nos enfermeiros é grande e pode afetar a química do corpo, o funcionamento do sistema de órgãos, as probabilidades de mortalidade devido à afetação da saúde física e mental.

1.2.4 Prevenção e gestão do stress

As organizações de cuidados de saúde precisam de ter a certeza de que os trabalhadores que trabalham no sector da saúde devem estar conscientes de que devem levar o stress a sério e de como gerir e prevenir o stress no local de trabalho. A aplicação das políticas relativas ao stress no local de trabalho é muito importante. Mesmo o gestor deve fornecer algumas ferramentas necessárias para compreender a causa do stress no local de trabalho.

1.2.5 Acesso pessoal à prevenção e administração do peso

Os membros de uma organização devem organizar alguns programas para evitar o peso e a administração deve ajudar na gestão e prevenção do stress entre os trabalhadores no local ou ambiente de trabalho, deve implementar técnicas e procedimentos adequados para o desenvolvimento de uma organização. O que um indivíduo considera útil, outro indivíduo pode não achar. Ainda há muito que não sabemos sobre as diferenças pessoais e os seus efeitos na gestão dos resultados do stress (Musich, et al. 2003:393-99).

1.3 Qualidade de vida relacionada com o trabalho numa organização de cuidados de saúde

O elemento da vida relacionado com o trabalho num ambiente de cuidados médicos tornou-se um aspeto importante no mundo moderno. Nas organizações de cuidados de saúde, os enfermeiros desempenham um papel essencial e crucial para o progresso e o avanço de uma organização. A qualidade de vida relacionada com o trabalho, em que os enfermeiros podem desempenhar as suas funções de uma forma positiva e estão a passar por demasiados desafios. A maior parte das investigações já foi efectuada anteriormente para descrever a relação entre a natureza da vida relacionada com o trabalho e os trabalhadores que aí trabalham no sector dos cuidados de saúde (Ellis e Pompili, 2002).

A ideia principal ou conceito de qualidade de vida relacionada com o trabalho é como uma área ou atmosfera que aumenta a motivação da pessoa e a sua dignidade, a introdução de mudanças culturais organizacionais, a melhoria do bem-estar emocional e físico do pessoal e a promoção do trabalho, dando uma oportunidade para um melhor desenvolvimento e crescimento (Richard et al.,1985:239). Outros estudos sobre a qualidade de vida relacionada com o trabalho entre os enfermeiros indicam que a natureza do trabalho, a mudança da estrutura organizacional e o trabalho sob pressão levam a um aumento do nível de doenças (Cox e Griffiths, 1995).

A qualidade de vida relacionada com o trabalho dos enfermeiros tem uma importância significativa na organização dos cuidados de saúde. Os enfermeiros necessitam de uma boa atmosfera e de um ambiente em que possam desempenhar as suas funções de forma correta e prestar atenção ao seu trabalho. No dia a dia, os enfermeiros trabalham sob stress, enfrentando muitos desafios e problemas no local de trabalho, como o baixo nível de satisfação, a escassez de pessoal, a interação direta com os doentes no que se refere aos seus problemas de saúde, os baixos salários, as instalações insuficientes e os conflitos, que são questões básicas no local de trabalho no sector da saúde. A má saúde psicológica e o nível de ausência de doença entre os trabalhadores do sector da saúde podem levar a uma natureza terrível e insatisfatória do sofrimento dos doentes (Michie e Williams, 2003).

De acordo com Knox e Irving (1997), propuseram que o desempenho do pessoal de saúde pode ser influenciado por factores que estão envolvidos na natureza da vida relacionada com o trabalho. Este facto foi claramente identificado em estudos anteriores. No hospital, os enfermeiros tentam manter-se afastados do stress. O papel da qualidade de vida no trabalho de enfermagem é muito claro, porque um melhor desenvolvimento pode torná-los fiéis ao seu trabalho e pode ser facilmente realizado.

Os investigadores descobriram que os factores ambientais, o fator pessoal e o clima de gestão estão todos relacionados com a perceção da qualidade de vida dos enfermeiros relacionada com o trabalho (Lock et al., 1991). Assim, os factores ambientais entre os enfermeiros, o fator individual e o clima de administração são os factores relacionados com a natureza do trabalho dos enfermeiros na organização de cuidados de saúde.

A qualidade de vida relacionada com o trabalho (WRQLS) altera não só a realização de tarefas, mas também a realização noutros territórios da vida, como a liberdade, o agregado familiar, o bem-estar económico, a condição física, o alojamento, as relações, a aquisição de conhecimentos, o envolvimento na empresa, a área ou localidade, as comunicações, o bem-estar psicológico, a atmosfera, o estatuto cultural e social (Macik-Frey et al., 2007). As instituições estão a sofrer alterações extraordinárias em resultado das mudanças na enumeração da força de trabalho, da modernização científica e profissional e do julgamento a nível mundial (Meyer et al., 1998). Numa era de despedimentos, redução, expansão, reengenharia e reestruturação, há testemunhos de que os trabalhadores estão a perder a garantia das suas organizações (Cascio et al., 1993).

1.3.2 Componente identificada para descrever a qualidade de vida relacionada com o trabalho dos enfermeiros no exercício das suas funções

Existem diferentes componentes identificadas para descrever a Qualidade de Vida Relacionada com o Trabalho (WRQLS) dos enfermeiros no exercício das suas funções: realização profissional e de carreira, conforto natural, trabalho sob stress, autoridade e disciplina no trabalho, integração casa-trabalho e situação de trabalho.

A realização no trabalho e na carreira significa o sucesso que se obtém na tarefa e que pode conduzir a um futuro melhor. Na profissão de enfermeiro, é uma componente muito essencial relacionada com a tarefa dos enfermeiros durante o tempo de trabalho, como as oportunidades durante a carreira, as condições de trabalho, a orientação de um bom supervisor, o reembolso, a perceção e o interesse. (Locke et al., 1976). Nos estudos de Moorhead (1993) e Pagliara (2003), ambos concluíram que a realização profissional era o fator de prognóstico mais significativo da intenção de ficar.

O conforto natural e o trabalho sob stress é o maior desafio do mundo em todas as organizações. Quando falamos de stress no trabalho, este pode levar à desmoralização dos trabalhadores e dos empregados de uma organização, como a diminuição da realização de tarefas, o colapso, o aumento da detenção, o imenso êxodo em massa (Lancero e Gerber, 1995). Temos dois fundamentos comuns para o conforto natural da situação física, mental e social do trabalhador, as formas intelectuais e histéricas dos trabalhadores (Budge et al., 2003). Do ponto de vista do contexto dos enfermeiros, há muitas considerações a ter em conta: os enfermeiros que trabalham em contextos de enfermagem altamente agudos também suportam algum do maior stress no local de trabalho, ou a escassez de enfermeiros representa uma fonte importante de stress para os enfermeiros (Adriaenssens et al., 2012). Quando falamos de stress no trabalho, a ação regular enquanto contribuímos, executamos e reagimos a acções de preservação da alma, e tentamos estabelecer boas relações com os doentes e os seus familiares mais próximos, é extremamente stressante para os enfermeiros (Almqvist et al., 2012).

Os estudos concluíram que o conceito de controlo no trabalho se refere à medida em que uma pessoa considera que os seus problemas são resolvidos principalmente pelos seus próprios esforços e capacidades e não por elementos externos, como o destino, o acaso, as circunstâncias ou outros poderosos.

A autoridade e a disciplina no trabalho são importantes porque, por vezes, não se planeia como resolver um problema ou como criar um plano. Estas coisas no trabalho também podem criar problemas e contribuir para um nível elevado de stress. O stress pode surgir devido à integração da família e das tarefas (Lim et al., 2010). Os factores ou componentes que estão associados ao stress a longo prazo podem facilmente criar doenças graves (Tennant, 2002).

A exposição dos enfermeiros pode ocorrer todos os dias devido à enorme quantidade de factores de stress influentes, incluindo o contacto com o médico, a desigualdade, o favoritismo, a carga de trabalho e a interação com os doentes. McVicar (2003) referiu que muitas destas condições são muito procuradas pelos enfermeiros no trabalho espiritual. Uma das outras teorias que podem ser utilizadas para compreender claramente o stress relacionado com o trabalho é o Modelo de Apoio ao Controlo da Procura (Karasek e Theorell, 1990).

1.4 Relação entre os factores de stress no local de trabalho e a qualidade de vida relacionada com o trabalho

Este inquérito também chamou a nossa atenção para a importância da frequência dos factores de stress no local de trabalho para os enfermeiros, que têm um contacto simbólico com a natureza da vida relacionada com o trabalho. O stress no trabalho é o resultado do risco associado a diferentes componentes das condições de emprego e do ambiente de trabalho. Nas últimas três décadas, o stress no trabalho tem atraído cada vez mais a atenção das pessoas, devido ao seu grave impacto nos custos comerciais e nos distúrbios de saúde relacionados com a natureza da vida profissional dos enfermeiros (Landsbergis et al., 2003). Atualmente, é essencial reduzir o stress laboral dos enfermeiros nos sectores dos cuidados médicos, para que possam trabalhar confortavelmente e melhorar a qualidade de vida relacionada com o trabalho. Isto só é possível através da correção do trabalho e do ajustamento do sistema de trabalho.

A avaliação e a compreensão das intervenções no local de trabalho que visam a gestão do stress no local de trabalho são importantes para os enfermeiros que trabalham com a natureza da vida relacionada com o trabalho. Em estudos anteriores, foi referido que o rápido aumento das baixas por doença e da reforma antecipada do trabalho se deve a algumas perturbações e condições de stress. Os enfermeiros apresentam um nível mais elevado de problemas lombares relacionados com o trabalho. Os diretores das instalações devem mesmo fornecer ao pessoal de enfermagem as necessidades e os recursos adequados para a realização do seu trabalho e também envolver os enfermeiros nos objectivos de desenvolvimento e das instalações

aumentar a sua influência na realização das mudanças necessárias na organização e na sociedade para diminuir a carga de trabalho e o stress.

Como resultado da revisão da literatura, este estudo adquire duas hipóteses para investigar a relação.

Ho: A frequência dos factores de stress no local de trabalho dos enfermeiros não tem um contacto significativo com o seu elemento de vida relacionado com o trabalho.

Olá: A frequência dos factores de stress no local de trabalho para os enfermeiros tem um contacto significativo com o seu elemento de vida relacionado com o trabalho.

Na parte do estudo relativa à literatura, debatemos os factores de stress no local de trabalho, o seu significado e a forma como podem influenciar a natureza da vida profissional dos enfermeiros no local de trabalho no sector da saúde. Além disso, na secção relativa à metodologia, discutiremos o modelo de investigação, a conceção, as técnicas de amostragem e a área do estudo para medir os efeitos dos factores de stress e o seu contacto sério com os elementos da vida profissional dos enfermeiros nos locais de trabalho no sector da saúde.

CAPÍTULO 2
METODOLOGIA

O objetivo deste estudo é investigar a comunicação entre os factores de stress no local de trabalho e a qualidade de vida relacionada com o trabalho entre os enfermeiros das instituições médicas privadas da RTNC. Este capítulo apresenta as etapas seguidas para gerar dados, até ao método utilizado para analisar os dados pela seguinte ordem: conceção do estudo, população do estudo, dimensão da amostra e técnica de inspeção, equipamento de seleção de dados, plano de seleção de dados, método de investigação de dados.

2.1 Conceção do estudo

Para este estudo, foi utilizado um modelo de investigação de inquérito pormenorizado. A razão para utilizar este método é descrever a situação atual e examinar a relação entre os factores de stress no local de trabalho e a natureza da vida relacionada com o trabalho entre os enfermeiros de instituições de saúde privadas do Norte de Chipre. Esta conceção foi considerada adequada para o estudo.

2.2 População do estudo

A comunidade deste estudo era constituída por todos os enfermeiros das instituições médicas privadas da RTCN. Os profissionais de saúde foram confirmados como pessoal de enfermagem apenas nalguns hospitais privados, incluindo o Kolan British Hospital, o Baskent Hospital, o Etik Hospital, o Cyprus Life Hospital, o Kyrenia Medical Centre no Kamiloglu Hospital, o Magusa Tip Merkezi Hospital e o Yasam Hospital Magusa.

A tabela mostra a população e a amostra do estudo:

Names of Hospitals	Population	Population Percentage	Sample Collected	Sample Percentage
Kolan British Hospital	45	29.2%	38	29.6%
Mağusa Tip Merkezi Hospital	29	18.8%	26	20.3%
Yaşam Hospital Mağusa	25	16.2%	19	14.8%

Kyrenia Medical Centre at Kamiloğlu Hospital	17	11.0%	10	7.8%
Etik Hospital	15	9.7%	14	10.9%
Cyprus Life Hospital	13	8.4%	13	10.1%
Başkent Hospital	10	6.4%	08	6.2%
TOTAL	154	100%	128	100%

O número total de enfermeiros nestes hospitais era de 154 e 128 preencheram os questionários. A seleção destes hospitais para a recolha de dados é muito importante porque a maioria dos enfermeiros fala inglês fluentemente e responde adequadamente às suas perguntas. A principal vantagem deste conhecimento foi a boa comunicação e a melhor compreensão. Como resultado, conseguimos reunir facilmente os dados necessários.

2.3 Dimensão da amostra e técnicas de inspeção

A dimensão da amostra é definida como uma seleção de inquiridos escolhidos de forma a representar a população total. Para calcular a dimensão da amostra, utilizámos a fórmula utilizada por (Krejcie e Morgan, 1970), a tabela da dimensão da amostra encontra-se no anexo 1. Para a margem de erro de 3,5% a um nível de confiança de 95%. A fórmula abaixo é a utilizada para o cálculo da tabela:

$$n = \frac{X^2 * N * P * (1-P)}{(ME^2 * (N-1)) + (X^2 * P * (1-P))}$$

Where:
- n = sample size
- X^2 = Chi – square for the specified confidence level at 1 degree of freedom
- N = Population Size
- P = population proportion (.50 in this table)
- ME = desired Margin of Error (expressed as a proportion)

De acordo com o quadro, a dimensão adequada da amostra é de 126 enfermeiros no total.

2.4 Equipamento de seleção de dados

Foram adoptados dois questionários padronizados diferentes que foram utilizados para a recolha de dados.

A Qualidade de Vida Relacionada com o Trabalho (WRQLS) é uma escala psicométrica de 17 itens utilizada para avaliar a natureza e a qualidade do trabalho percebidas por um trabalhador com base em cinco subfactores psicossociais: bem-estar geral, interface com o trabalho de casa, stress no trabalho, controlo do trabalho e condições de trabalho (Van Laar et al., 2007). O WRQLS tem cinco opções de resposta que variam entre "(1) Concordo fortemente S.A, (2) Concordo A, (3) Discordo D.A, (4) Neutro N, (5) Discordo fortemente S.DA".

Nursing Stress Scale (NSS) Foi também selecionada a Nursing Stress Scale (NSS) (Gray-Toft e Anderson, 1981). A escala foi concebida em torno de situações identificadas como causadoras de stress para os enfermeiros no desempenho das suas funções. A NSS (Gray-Toft e Anderson, 1981) é uma escala de 34 itens. Tem quatro opções de resposta que vão desde "(1) Nunca N, (2) Ocasionalmente O, (3) Frequentemente F, (4) Muito frequentemente VF".

Research Model

Modelo de investigação que mostra a relação entre a frequência dos factores de stress no local de trabalho e a qualidade de vida relacionada com o trabalho.

2.5 Plano de seleção de dados

Os questionários foram preparados com a ajuda do supervisor e, para o efeito, foi recolhida uma carta do Departamento de Gestão de Organizações de Cuidados de Saúde da Universidade Internacional de Chipre para visitar diferentes sectores e locais de saúde, a fim de obter questionários para a realização do estudo sobre instituições médicas privadas na RTNC. O questionário foi distribuído e preenchido pelos enfermeiros dos diferentes hospitais privados. Foi necessário um mês para administrar e recolher os questionários preenchidos.

2.6 Método de investigação de dados

O teste de correlação e regressão de Pearson foi utilizado para verificar se existe uma relação entre os factores de stress no local de trabalho e a qualidade de vida relacionada com o trabalho. Para além disso, foram utilizadas a frequência e a percentagem simples, bem como o pacote estatístico para as ciências sociais (SPSS) para analisar os dados. Todos os testes foram efectuados com um alfa igual a 0,05 (nível de significância).

Nesta parte do estudo, foi utilizado um modelo de investigação por inquérito. Criámos um modelo de investigação, discutimos a população do estudo e recolhemos informações sobre os enfermeiros na organização de saúde e, para isso, utilizaremos procedimentos de análise de dados para analisar os nossos dados, discutiremos os resultados e falaremos sobre a conclusão, as limitações e, por último, as nossas recomendações.

CAPÍTULO 3
ANÁLISE E CONCLUSÕES

O estudo utilizou um questionário fechado, tendo sido distribuídos 154 questionários, dos quais 128 foram preenchidos e devolvidos. A dimensão da amostra-alvo foi atingida. Foram efectuados vários testes estatísticos, incluindo estatísticas descritivas, correlação de Pearson e testes do qui-quadrado, para estimar a comunicação entre as variáveis independentes e dependentes, que incluíam a escala de stress da enfermagem e o elemento da vida relacionado com o trabalho. Este capítulo é responsável pela apresentação e análise dos dados recolhidos junto dos inquiridos no decurso da investigação.

3.1 Estatísticas demográficas

As especificidades analíticas abordadas pelo investigador através dos questionários continham a faixa etária, a distribuição por género, o estado civil, a experiência profissional e as estatísticas foram calculadas descritivamente sob a forma de médias aritméticas e desvios-padrão dos dados. Os dados foram recolhidos em diferentes hospitais privados, foram investigados quanto à sua uniformidade e fiabilidade e foram inspeccionados utilizando o Statistical Package for Social Sciences (SPSS);

Género

Tabela 1: Distribuição por género dos inquiridos

	Frequency	Percent
Men	27	21.1 %
Women	101	78.9 %
Total	128	100 %

A partir da tabela 1 acima, pode notar-se que o género predominante dos inquiridos no estudo é o das mulheres, que representam 78,9% da amostra total. Os homens representaram os restantes 21,1 % da amostra. O número total de homens enfermeiros foi de 27 e 101 eram mulheres enfermeiras.

Idade

Tabela 2:   Distribuição etária dos inquiridos

	Frequency	Percent
20-25	77	60.2 %
25-35	42	32.8 %
35-50	8	6.3 %
50-60	1	0.8 %
Total	128	100 %

A tabela 2 acima mostra que a faixa etária predominante dos inquiridos no estudo é a dos 20-25 anos, que representa 60,2% da amostra total, e a dos 25-35 anos, que representa 32,8%. Os inquiridos com 35-50 anos ou mais representaram 6,3% e 0,8% dos inquiridos com 50-60 anos.

Estado civil

Quadro 3:   Estado civil dos inquiridos

	Density	Proportion
Single	104	81.3 %
Married	24	18.8 %
Total	128	100 %

Os inquiridos da população da amostra são solteiros, o que corresponde a 81,3 % da população da amostra; 18,8% dos inquiridos são casados.

Experiência profissional

Quadro 4: experiência profissional

	Frequency	Percent
Less than 1 year	41	32 %
1- 5 year	71	55.5 %
6 - 10 year	10	10.8 %
11 - 20 year	5	3.9 %
More than 20 years	1	0.8
Total	128	100 %

Neste quadro 4, 55,5% dos inquiridos na população da amostra têm 1-5 anos de experiência, 10,8% têm entre 6-10 anos de experiência, 3,9% têm entre 11-20 anos de experiência, dos quais 32% têm menos de 1 ano de experiência. Por último, 0,8 % tem mais de 20 anos.

Análise de fiabilidade

Cronbach's alpha	Cronbach's alpha based on standardized item	Elements
0.74	0.68	51

O valor crítico para este teste é de 60%, como se pode ver no quadro, o valor é 73,9% superior a 60%, o que significa que as perguntas são aceitáveis e fiáveis.

3.2 Teste de hipóteses

A análise da fiabilidade é determinada pela obtenção da proporção de variação sistemática de uma escala, o que pode ser feito através da determinação da associação entre as pontuações obtidas em diferentes administrações da escala. Começamos por testar a fiabilidade dos questionários. O teste de Bartlett foi verificado, para nos dar a confiança de que os nossos resultados são bons. O valor de Kaiser-Meyer-Oikin (KM0) para este inquérito foi de 0,509 (anexo 2). Valores próximos de 1 indicam que a análise deve produzir resultados distintos e fiáveis.

A relação entre as nossas variáveis é medida pelo nosso teste de significância e para resultados adequados deve ser ($p<0,001$). As hipóteses que vamos testar são :

HO: A frequência dos factores de stress no local de trabalho para os enfermeiros não tem um contacto significativo com o trabalho. Elemento relacionado da Vida.

Olá: A frequência dos factores de stress no local de trabalho. Place Stressors for Nurses tem um contacto significativo com o trabalho, elemento relacionado com a vida.

A variável independente é o stress no local de trabalho dos enfermeiros, medido pela **Nurse Stress Scale (NSS)**, e as variáveis dependentes são a **qualidade de vida relacionada com o trabalho (workqualife)**.

Resumo das variáveis do modelo

Quadro 5: Resumo do modelo

Model	R	R square	Adjusted R Square	Std. Error of the Estimate	Durbin-Watson
1	0.29[a]	0.08	0.08	0.39	1.61

a. Preditores : (constantes), NSS

b. Variável dependente: trabalho-vida

- O resumo do modelo mostra a estatística de bom ajuste, indicando se o modelo se ajusta bem. R é o coeficiente de correlação que mede a força da relação. A relação é moderada porque o R quadrado é de 0,08, o que significa que o trabalho relacionado com o stress pode ser explicado por 8,3 % do stress dos enfermeiros.

- O valor de Durbin - Watson situa-se entre o valor crítico 1,5 < 1,60 < 2,5; este resultado mostra que não existe autocorrelação linear de primeira ordem nos dados.

ANOVA

Quadro 6 : Anova

$$ANOVA^a$$

Model	Sum of square	df	Mean square	F	Sig
Regression	1.77	1	1.77	11.41	.001[b]
Residu	19.59	126	0.15		
Total	21.37	127			

a. Variável dependente: trabalho-vida

b. Preditores : (constantes'), NSS

A Anova mostra que o modelo tem valor preditivo, é significativo, pelo que a hipótese nula HO é rejeitada

Coeficientes

Quadro 7: Coeficientes

Model	Unstandardized Coefficients		Standardized Coefficients	t	Sig
	A	Std Error	Beta		
(Constant)	-2.49 E-017	.03		.00	1.00
NSS	-.32	.09	-.28	-3.37	.001

a. Variável dependente: WRQL

De acordo com os resultados:

- Verificamos que a relação entre a **qualidade de vida relacionada com o trabalho e o stress dos enfermeiros** é negativa (-O,32) e, com base no valor t (-3,37) e no valor p (O.OO1), podemos concluir que esta relação é estatisticamente significativa.

Por conseguinte, existe uma relação linear negativa estatisticamente significativa entre a qualidade de vida relacionada com o trabalho e o stress dos enfermeiros. A hipótese H1 é aceite

Este capítulo descreve os resultados do estudo a partir dos instrumentos utilizados para analisar os dados. O estudo mostra que existe uma relação linear negativa estatisticamente significativa entre a qualidade de vida relacionada com o trabalho e o stress dos enfermeiros. A próxima parte deste trabalho irá discutir este resultado, dar algumas recomendações e investigação futura.

CONCLUSÃO, RECOMENDAÇÃO E LIMITAÇÕES

Conclusão

A presente investigação destaca a relação entre os factores de stress no local de trabalho e a natureza da vida relacionada com o trabalho entre os enfermeiros de instituições de saúde privadas do Norte de Chipre. Este estudo centra-se nos factores de stress relacionados com o trabalho na profissão de enfermeiro e na forma como esses factores influenciam a qualidade de trabalho dos enfermeiros. Temos aqui duas hipóteses: a primeira não é aceite, mas a segunda é aceite, porque o que descobrimos na investigação é que existe uma relação negativa e significativa entre os factores de stress no local de trabalho e a qualidade de vida no trabalho. Se a incidência ou a regularidade dos factores de stress no local de trabalho for elevada, então a qualidade de vida relacionada com o trabalho será baixa, o que significa que a frequência dos factores de stress no local de trabalho tem um contacto importante com a qualidade de vida relacionada com o trabalho dos enfermeiros.

O resultado deste estudo indica que existe uma relação entre os factores de stress e a qualidade de vida no trabalho dos enfermeiros, uma vez que uma elevada qualidade de vida no trabalho dos enfermeiros é muito significativa para um melhor trabalho e uma melhor compreensão e para a redução dos factores de stress. Discutimos os factores de stress que estão diretamente relacionados com os enfermeiros no seu campo de trabalho e estes factores de stress afectam o desempenho profissional dos enfermeiros.

Em segundo lugar, a investigação encontrou uma diferença de significado estatístico entre os enfermeiros. O número de mulheres enfermeiras era elevado em comparação com os homens enfermeiros, uma vez que a enfermagem é uma profissão feminina. Além disso, este estudo apoiou as questões de desenvolvimento para aumentar o apoio moral dos enfermeiros, alterando a sua qualidade de vida no trabalho através da criação de infra-estruturas e instalações médicas adequadas. Se o ambiente for bom no local de trabalho, os trabalhadores poderão alcançar os seus objectivos e realizações no ambiente de trabalho.

Além disso, esta investigação acentua que os factores de stress no trabalho e a natureza da vida relacionada com o trabalho estão negativamente relacionados entre si. Uma vez que os factores de stress são uma grande preocupação nas organizações de cuidados de saúde e podem afetar os ambientes de cuidados de saúde dos enfermeiros. Os supervisores ou diretores de organizações de cuidados de saúde devem implementar melhores infra-estruturas e ambiente para os enfermeiros na sua carreira. A execução de um determinado envolvimento organizacional no contexto dos cuidados de saúde pode levar à prevenção do stress relacionado com o trabalho e à melhoria da qualidade dos cuidados prestados pelos enfermeiros.

Recomendação

Há uma quantidade de essência que este estudo provocou e que deve ser avaliada para investigações de fortuna.

Em primeiro lugar, todas as organizações têm objectivos para o futuro. Este estudo sublinhou a associação entre os factores de stress no trabalho e a qualidade de vida no trabalho dos enfermeiros. Recomendamos a realização de mais investigações sobre a relação entre os factores de stress no local de trabalho e a qualidade de vida no trabalho dos enfermeiros.

Em segundo lugar, pode ser realizada uma investigação mais aprofundada para avaliar de que forma os factores de stress para os enfermeiros têm um contacto sério com o seu aspeto da vida relacionado com o trabalho e, por esta razão, os critérios e as recomendações são muito importantes para o progresso da cultura organizacional e do ambiente hospitalar.

Em terceiro lugar, o efeito dos factores de stress sobre os enfermeiros pode ser mais explorado para verificar se os factores de stress no local de trabalho têm ou não uma relação negativa com a qualidade de vida dos enfermeiros relacionada com o trabalho.

Em quarto lugar, na organização de cuidados de saúde, a falta de equipamento médico entre os enfermeiros durante o seu tempo de trabalho pode reduzir o seu trabalho e a possibilidade de efectuarem os melhores exames necessários para o diagnóstico e o tratamento de um doente. Este estudo recomendará que o financiamento adequado e a disponibilização de instrumentos de controlo de saúde são as necessidades básicas no ambiente de saúde.

Em quinto lugar, esta interpretação avalia a execução de determinado envolvimento organizacional no contexto dos cuidados de saúde pode levar à prevenção do stress relacionado com o trabalho e à melhoria da qualidade dos cuidados prestados pelos enfermeiros.

Em sexto lugar, pode também ser realizada uma análise mais aprofundada para descobrir e comparar os efeitos dos factores de stress no local de trabalho com a natureza da vida relacionada com o trabalho entre enfermeiros de outros grandes sectores e clínicas nacionais e privados no Norte de Chipre.

Por último, o principal objetivo desta investigação é avaliar a relação entre os factores de stress no local de trabalho e a qualidade de vida relacionada com o trabalho dos enfermeiros. Recomendamos que a direção das instituições privadas dê ênfase à crença dos enfermeiros em relação aos enfermeiros-chefes e a outros supervisores e gestores, concebendo e criando trabalho para ser mais importante e significativo no seu desempenho e na forma como as suas contribuições são reconhecidas.

Limitações do estudo
A principal ou considerável desvantagem deste debate reside no facto de, uma vez que existem diferentes instituições médicas privadas na RTCN em diferentes locais, apenas terem sido selecionados para a recolha de dados alguns dos principais hospitais privados. Apenas os principais hospitais privados na área de Lelkosa, Kyrenia e Famagusta, no Norte de Chipre, foram avaliados para o estudo.

Além disso, estas zonas do Norte de Chipre são o centro e a área mais movimentada e alguns dos principais hospitais foram considerados para este inquérito. Os questionários foram distribuídos aos enfermeiros e à maioria do grupo de mulheres que trabalham nesta profissão, bem como ao grupo de homens. O rácio de mulheres é superior ao dos homens na enfermagem.

O processo de recolha de dados foi também um desafio para os enfermeiros, porque a maioria dos enfermeiros do pessoal era jovem e estava a ganhar experiência e alguns deles eram enfermeiros mais velhos, bem formados e experientes, e tinham horários de serviço diferentes, como rotações de manhã, ao fim da tarde e à noite, e alguns deles tinham problemas linguísticos, mas preencheram os questionários. Alguns dos enfermeiros não estavam presentes, mas a maioria preencheu os questionários.

Referências

Adriaenssens, J., De Gucht, V., &Maes, S. (2012). O impacto dos acontecimentos traumáticos nos enfermeiros das salas de emergência: Findings from a questionnaire survey. Revista internacional de estudos de enfermagem, 49(11), 1411-1422.

Bennett, P., Lowe, R., Matthews, V., Dourali, M., & Tattersall, A. (2001). Stress in nurses: coping, managerial support and work demand. Stress and Health, 17(1), 55-63.

Budge, C., Carryer, J., & Wood, S. (2003). Health correlates of autonomy, control and professional relationships in the nursing work environment. Journal of advanced nursing, 42(3), 260-268.

Cascio, W. F. (1993). Downsizing: What do we know? O que é que aprendemos? The Academy ofManagement Executive, 7(1), 95-104.

Centros de Controlo e Prevenção de Doenças. (2000). Worker health chartbook, 2000. Cincinnati (OH): Departamento de Saúde e Serviços Humanos dos EUA. Serviço de Saúde Pública.

Cox, T., Griffiths, A., & Cox, S. (1996). Stress relacionado com o trabalho em enfermagem: Controlar o risco para a saúde. Genebra: Secretariado Internacional do Trabalho.

Griffith-Noble, F. (2010). Uma investigação multi-método do ambiente de trabalho psicossocial e da natureza do stress relacionado com o trabalho dos fisioterapeutas e terapeutas ocupacionais do NHS (Doctoral dissertation, University ofNottingham).

Buerhaus, P. I., Donelan, K., Ulrich, B. T., & Norman, L. (2005). Hospital RNs' and CNOs' perceptions of the impact of the nursing shortage on the quality of care. Nursing Economics, 23(5), 214.

Drouot, X., Cabello, B., d'Ortho, M. P., & Brochard, L. (2008). Sleep in the intensive care unit. Sleep medicine reviews, 12(5), 391-403.

DUNN, L. A., ROUT, U., CARSON, J., & RITTER, S. A. (1994). Occupational stress amongst care staff working in nursing homes: an empirical investigation. Journal of clinicalnursing, 3(3), 177-183.

Edwards, D., &Burnard, P. (2003). A systematic review of stress and stress management interventions for mental health nurses. Journal of advanced nursing, 42(2), 169-200.

Ellis, N., & Pompili, A. (2002). Quality of Working Life for Nurses: Report on qualitative research. Commonwealth Department ofHealth and Ageing.

Elmqvist, C., Fridlund, B., & Ekebergh, M. (2012). Preso entre o fazer e o ser: First providers' experience of "front line" work. International emergency nursing, 20(3), 113-119.

Wlody, G. S. (1984). Comunicação na UTI: Do You Read Me Loud and Clear? Uma estratégia bem planeada pode estabelecer uma comunicação clara na unidade. Nursing management, 15(9), 24-29.

Gray-Toft, P., & Anderson, J. G. (1981). The nursing stress scale: development of an instrument. Journal ofBehavioral Assessment, 3(1), 11-23.

Jackson, M., Chiarello, L. A., Gaynes, R. P., & Gerberding, J. L. (2002). Nurse staffing and health care-associated infections: Proceedings from a working group meeting. Americanjournal of infection control, 30(4), 199-206.

Kline, J., & Sussman, L. (2000). Um guia executivo para a depressão no local de trabalho. The Academy ofManagementExecutive, 14(3), 103-114.

Karasek, R. A., & Theorell, T. (1992). Healthy work: stress, productivity, and the reconstruction of working life. Livros básicos.

Krejcie, R. V., & Morgan, D. W. (1970). Determinação da dimensão da amostra para actividades de investigação. Educpsychol meas.

Knox, S., & Irving, J. A. (1997). Um modelo interativo de qualidade de vida no trabalho aplicado à transição organizacional. Journal ofNursing Administration, 27(1), 39-47.

Lancero, A. W., & Gerber, R. M. (1995). Comparação da satisfação no trabalho em dois modelos de gestão de casos. Nursing Management, 26(11), 48B.

Landsbergis, P. A., Schnall, P. L., Warren, K., Pickering, T. G., & Schwartz, J. E. (1994). Association between ambulatory blood pressure and alternative formulations of job strain. Scandinavianjournal of work, environment & health, 349-363.

Lazarus, R. S. (1966). Psychological stress andthe coping process.

Leiter, M. P., &Maslach, C. (1999). Six areas of work life: a model of the organizational context ofburnout. Journal ofhealth and Human Services administration, 472-489.

Leiter, M. P., &Maslach, C. (1999). Seis áreas da vida profissional: um modelo do contexto organizacional do burnout. Journal ofhealth and Human Services administration, 472-489.

Leveck, M. L., & Jones, C. B. (1996). The nursing practice environment, staff retention, and quality of care. Investigação em enfermagem e saúde, 19(4), 331-343.

Lim, J., Bogossian, F., & Ahern, K. (2010). Stress and coping in Singaporean nurses: a literature review. Nursing & health sciences, 12(2), 251-258.

Hsu, M. Y., &Kernohan, G. (2006). Dimensões da qualidade de vida ativa dos enfermeiros hospitalares. Journal of advanced nursing, 54(1), 120-131.

Jackson, C. J., &Corr, P. J. (2002). Global job satisfaction and facet description: The moderating role of facet importance. European Journal of Psychological Assessment, 18(1), 1.

Macik-Frey, M., Quick, J. C., & Nelson, D. L. (2007). Avanços na Saúde Ocupacional: From a Stressful Beginning to a Positive Future↑ (De um início stressante a um futuro positivo). Journal of Management, 33(6), 809-840.

MacNeil, J. M., &Weisz, G. M. (1987). Critical care nursing stress: another look. Heart & lung: thejournal of critical care, 16(3), 274.

McVicar, A. (2003). Stress no local de trabalho em enfermagem: uma revisão da literatura. Journal of advancednursing, 44(6), 633-642.

Meyer, J. P., Allen, N. J., &Topolnytsky, L. (1998). Commitment in a changing world of work. CanadianPsychology/Psychology iecanadienne, 39(1-2), 83.

Michie, S., & Williams, S. (2003). Reducing work related psychological ill health and sickness absence: a systematic literature review. Occupational and environmental medicine, 60(1), 3-9.

Moorhead, S. (1993). Nurses' job satisfaction, commitment, search behavior and intention to leave the Air Force: A test of a causal model.

Nayeri, N. D., &Negarandeh, R. (2009). Conflict among Iranian hospital nurses: a qualitative study (Conflitos entre enfermeiros hospitalares iranianos: um estudo qualitativo). Recursos humanos para a saúde, 7(1), 1.

Norrie, P. (1995). O pessoal dos cuidados intensivos sofre mais stress do que o pessoal de outros ambientes de cuidados? A discussion. Intensive and Critical Care Nursing, 11(5), 293-297.

Pink, G. H., Hall, L. M., &Leatt, P. (2004). Enfermeiros formados no Canadá na Carolina do Norte. Healthcare Quarterly, 7(3).

Zangaro, G. A., & Watts Kelley, P. A. (2010). Job Satisfaction and Retention of Military Nurses A Review of the Literature. Revisão anual da investigação em enfermagem, 28(1), 19-41.

Kopelman, R. E. (1985). Job redesign and productivity: A review of the evidence. National Productivity Review, 4(3), 237-255.

Musich, S., McDonald, T., Hirschland, D., &Edington, D. W. (2003). Examination of risk status transitions among active employees in a comprehensive worksite health promotion program. Journal of Occupational and Environmental Medicine, 45(4), 393399.

Moriarty, M. (2007). Coach no local de trabalho: As empresas pagam o preço quando os gestores evitam lidar com conflitos. Seattlepi, 28 de outubro de 2007.

Wu, S. Y., Li, H. Y., Wang, X. R., Yang, S. J., &Qiu, H. (2011). A comparison of the effect of work stress on burnout and quality of life between female nurses and female doctors. Archives of environmental & occupational health, 66(4), 193-200.

Spetz, J. (2001). What should we expect from California's minimum nurse staffing legislation? Journal ofNursing Administration, 31(3), 132-140.

Stehle, J. L. (1981). Critical care nursing stress: the findings revisited. Investigação em Enfermagem, 30(3), 182-187.

Tennant, C. (2002). Acontecimentos da vida, stress e depressão: uma revisão das descobertas recentes. Australian and New ZealandJoumal of Psychiatry, 36(2), 173-182.

Van Laar, D., Edwards, J. A., & Easton, S. (2007). The Work-Related Quality of Life scale for healthcare workers. Journal of advanced nursing, 60(3), 325-333.

Wheeler, H. H. (1998). Nurse occupational stress research 5: sources and determinants of stress. British Journal ofNursing, 7(1), 40-43.

Whelan, T. (2008). The escalating trend of violence toward nurses (A tendência crescente da violência contra enfermeiros). Journal of Emergency Nursing, 34(2), 130-133.

Zapf, D. (2002). Trabalho emocional e bem-estar psicológico: A review of the literature and some concetual considerations. Human resource management review, 12(2), 237268.

Zapf, D. (2002). Trabalho emocional e bem-estar psicológico: A review of the literature and some concetual considerations. Revista de gestão de recursos humanos, 12(2), 237268

Apêndice: 1. Tabela de dimensão da amostra

Required Sample Size[†]

Population Size	Confidence = 95%				Confidence = 99%			
	Margin of Error				Margin of Error			
	5.0%	3.5%	2.5%	1.0%	5.0%	3.5%	2.5%	1.0%
10	10	10	10	10	10	10	10	10
20	19	20	20	20	19	20	20	20
30	28	29	29	30	29	29	30	30
50	44	47	48	50	47	48	49	50
75	63	69	72	74	67	71	73	75
100	80	89	94	99	87	93	96	99
150	108	126	137	148	122	135	142	149
200	132	160	177	196	154	174	186	198
250	152	190	215	244	182	211	229	246
300	169	217	251	291	207	246	270	295
400	196	265	318	384	250	309	348	391
500	217	306	377	475	285	365	421	485
600	234	340	432	565	315	416	490	579
700	248	370	481	653	341	462	554	672
800	260	396	526	739	363	503	615	763
1,000	278	440	606	906	399	575	727	943
1,200	291	474	674	1067	427	636	827	1119
1,500	306	515	759	1297	460	712	959	1376
2,000	322	563	869	1655	498	808	1141	1785
2,500	333	597	952	1984	524	879	1288	2173
3,500	346	641	1068	2565	558	977	1510	2890
5,000	357	678	1176	3288	586	1066	1734	3842
7,500	365	710	1275	4211	610	1147	1960	5165
10,000	370	727	1332	4899	622	1193	2098	6239
25,000	378	760	1448	6939	646	1285	2399	9972
50,000	381	772	1491	8056	655	1318	2520	12455
75,000	382	776	1506	8514	658	1330	2563	13583
100,000	383	778	1513	8762	659	1336	2585	14227
250,000	384	782	1527	9248	662	1347	2626	15555
500,000	384	783	1532	9423	663	1350	2640	16055
1,000,000	384	783	1534	9512	663	1352	2647	16317
2,500,000	384	784	1536	9567	663	1353	2651	16478
10,000,000	384	784	1536	9594	663	1354	2653	16560
100,000,000	384	784	1537	9603	663	1354	2654	16584
300,000,000	384	784	1537	9603	663	1354	2654	16586

Apêndice: 2. Questionário de investigação

Estou a realizar uma investigação intitulada **The impact of work place stressors on work quality of nurses: case study of private medical institutions in the (TRNC)** para os requisitos do mestrado em (Gestão e Organização dos Cuidados de Saúde) da Cyprus International University. Neste contexto, gostaria de pedir a vossa ajuda para fornecer os dados necessários para o meu estudo. Agradecia que respondesse aos questionários.

SECÇÕES PARA OS QUESTIONÁRIOS:

Este inquérito é composto por três secções e cada secção é composta por algumas perguntas diferentes.

(1) DADOS BIOGRÁFICOS:

Género: (1) Masculino (2) Feminino

Idade: (1) 20-25 anos. (2) 25-35 anos. (3) 35-50 anos. (4) 50-60 anos. (5) 60 anos ou mais

Estado civil: (1) Solteiro (2) Casado

Experiência profissional: (1) menos de 1 ano. (2) 1-5 anos. (3) 6-10 anos. (4) 11-20 anos. (5) mais de 20 anos.

Ocupação principal: Enfermagem

(2) QUALIDADE DE VIDA RELACIONADA COM O TRABALHO:

A WRQLS é uma escala psicométrica de 17 itens utilizada para avaliar a qualidade do trabalho percebida por um trabalhador com base em cinco subfactores psicossociais: bem-estar geral, interface dos trabalhos de casa, stress no trabalho, controlo no trabalho e condições de trabalho (Van Laar et al., 2007). O WRQLS tem cinco opções de resposta que vão de "discordo totalmente" a "concordo totalmente". As respostas aos itens individuais são somadas para obter uma pontuação total (Van Laar et al., 2007). A escala abrange as facetas da vida profissional e não profissional, bem como questões mais actuais, como o stress profissional.

Modo de resposta: (1) Concordo plenamente (2) Concordo (3) Discordo (4) Neutro (5) Discordo plenamente.

S.NO	QUESTIONS	1	2	3	4	5
1	I often feel under pressure at work.					
2	When I have done a good job it is acknowledged by my line manager.					
3	Recently I have been feeling unhappy and depressed.					
4	I am satisfied with my life.					
5	I am encouraged to develop a new skills.					
6	I am involved in decisions that affect me in my own area of work.					
7	My employer provides me with what I need to do my job effectively.					
8	My line manager actively promotes flexible working hours/ patterns.					
9	In most ways my life is close to ideal.					
10	I work in a safe environment.					
11	Generally things work out well for me.					
12	I am satisfied with the career opportunities available for me here.					
13	I often feel excessive levels of stress at work.					
14	I am satisfied with the training I received in order to perform my present job.					
15	Recently, I have been feeling reasonably happy all things considered.					
16	The working conditions are satisfactory.					
17	I am involved in decisions that affects members of the public in my own area of work.					

> Fator I: Bem-estar geral 12,13,14,15,16,17

> Fator II: Stress no trabalho 1, 2

> Fator III: Controlo no trabalho 6, 7, 8

> Fator IV: Interface casa-trabalho 9,10,11

> Fator V: Condições de trabalho 3, 4, 5

(3) ESCALA DE STRESS EM ENFERMAGEM

Escala de Stress de Enfermagem (NSS) Foi também selecionada a Escala de Stress de Enfermagem (NSS) (Gray-Toft e Anderson, 1981). A NSS (Gray-Toft e Anderson, 1981) é uma escala de 34 itens. Tem quatro opções de resposta que variam entre "muito frequentemente" e "nunca" e está dividida em sete subescalas baseadas nos conceitos de ambiente de trabalho psicológico, físico e social. Foi registada uma boa consistência interna (0,79) (Gray-Toft e Anderson, 1981). A NSS é o primeiro instrumento de medição que aborda a frequência dos factores de stress no trabalho vividos pelos enfermeiros. As pontuações baseiam-se nas respostas dos enfermeiros a descrições de situações que foram identificadas como stressantes para os enfermeiros no local de trabalho, bem como no stress em ambientes de trabalho psicológicos, físicos e sociais.

Modo de resposta: (1) Nunca (2) Ocasionalmente (3) Frequentemente (4) Muito frequentemente

S.NO	QUESTIONS	1	2		
1	Breakdown of the computer				
2	Criticism by a physician				
3	Performing procedures that patients experience as painful				
4	Feeling helpless in the case of a patient who fails to improve				

5	Conflict with a supervisor				
6	Listening or talking to a patient about his/her approaching death				
7	Lack of opportunity to talk openly with other unit personnel about problems on the unit				
8	The death of a patient				
9	Conflict with a physician				
10	Fear of making a mistake in treating a patient				
11	Lack of an opportunity to share experiences and feelings with other personnel on the unit				
12	The death of a patient with whom you developed a close relationship				
13	Physician not being present when a patient dies				
14	Disagreement concerning the treatment of a patient				
15	Feeling inadequately prepared to help with the emotional needs of a patient's family				
16	Lack of an opportunity to express to other personnel on the unit my negative feelings towards patients				
17	Inadequate information from a physician regarding the medical condition of a patient				
18	Being asked a question by a patient for which I do not have a satisfactory answer				
19	Making a decision concerning a patient when the physician is unavailable				
20	Floating to other units that are short-staffed				
21	Watching a patient suffer				
22	Difficulty in working with a particular nurse (or nurses) outside the unit				
23	Feeling inadequately prepared to help with the emotional needs of a patient				
24	Criticism by a supervisor				

25	Unpredictable staffing and scheduling				
26	A physician ordering what appears to be inappropriate treatment for a patient				
27	Too many non-nursing tasks required, such as clerical work				
28	Not enough time to provide emotional support to a patient				
29	Difficulty in working with a particular nurse (or nurse) on the unit				
30	Not enough time to complete all of my nursing tasks				
31	A physician not being present in a medical emergency				
32	Not knowing what a patient or a patient's family ought to be told about the patient's medical condition and its treatment				
33	Uncertainty regarding the operation and functioning of specialized equipment				
34	Not enough staff to adequately cover the unit				

Fator 1: Morte e morrer 3,4,6, 8,12,13, 21

Fator II: Conflito com os médicos 2, 9,10,14,19

Fator III: Preparação inadequada 15,18, 23,

Fator IV: Falta de apoio 7,11,16

Fator V: Conflito com outros enfermeiros 5, 20, 22,24, 29

Fator VI: Carga de trabalho 1,25, 27, 28, 30, 34,

Fator VII: Incerteza quanto ao tratamento 17, 26, 31, 32, 33

Apêndice: 3. Análise de fiabilidade SPSS e resultados de regressão

SPSS Reliability analysis

VARIABLE	ITEMS	FACTOR LOADING	RELIABILITY CRONBACHS ALPHA	KMO	Bartlett's Test		
					Chi-square	Df	Sig
WORK RELATED QUALITY LIFE	I often feel under pressure at work	0.829	0.711	0.544	1159.037	136	0.000
	When I have done a good job it is acknowledged by my line manager	0.565					
	Recently I have been feeling unhappy and depressed.	0.825					
	I am satisfied with my life.	0.647					
	I am encouraged to develop a new skills.	0.745					
	I am involved in decisions that affect me in my own area of work.	0.863					
	My employer provides me with what I need to do my job effectively.	0.752					
	My line manager actively promotes flexible working hours/ patterns.	0.473					
	In most ways my life is close to ideal.	0.808					
	I work in a safe environment.	0.744					
	Generally things work out well for me.	0.639					
	I am satisfied with the career oppurtunities available for me here.	0.935					
	I often feel excessive levels of stress at work.	0.866					
	I am satisfied with the training I received in order to perform my present job.	0.687					
	Recently, I have been feeling reasonably happy all things considered.	0.591					
	The working conditions are satisfactory.	0.793					
	I am involved in decisions that affects members of the public in my own area of work.	0.726					
NURSING STRESS SCALE	Breakdown of the computer	0.776	0.840	0.697	3455.783	561	0.000
	Criticism by a physician	0.622					
	Performing procedures that patients experience as painful	0.682					
	Feeling helpless in the case of a patient who fails to improve	0.737					
	Conflict with a supervisor	0.656					
	Listening or talking to a patient about his/her approaching death	0.775					
	Lack of opportunity to talk openly with other unit personnel about problems on the unit	0.859					
	The death of a patient	0.853					
	Conflict with a physician	0.825					
	Fear of making a mistake in treating a patient	0.757					
	Lack of an opportunity to share experiences and feelings with other personnel on the unit	0.825					
	The death of a patient with whom you developed a close relationship	0.662					
	Physician not being present when a patient dies	0.848					
	Disagreement concerning the treatment of a patient	0.765					
	Feeling inadequately prepared to help with the emotional needs of a patient's family	0.697					
	Lack of an opportunity to express to other personnel on the unit my negative feelings towards patients	0.826					
	Inadequate information from a physician regarding the medical condition of a patient	0.766					
	Being asked a question by a patient for which I do not have a satisfactory answer	0.720					
	Making a decision concerning a patient when the physician is unavailable	0.821					
	Floating to other units that are short-staffed	0.674					
	Watching a patient suffer	0.848					
	Difficulty in working with a particular nurse (or nurses) outside the unit	0.804					
	Feeling inadequately prepared to help with the emotional needs of a patient	0.735					
	Criticism by a supervisor	0.683					
	Unpredictable staffing and scheduling	0.745					
	A physician ordering what appears to be inappropriate treatment for a patient	0.892					
	Too many non-nursing tasks required, such as clerical work	0.820					
	Not enough time to provide emotional support to a patient	0.837					
	Difficulty in working with a particular nurse (or nurse) on the unit	0.753					
	Not enough time to complete all of my nursing tasks	0.843					
	A physician not being present in a medical emergency	0.831					
	Not knowing what a patient or a patient's family ought to be told about the patient's medical condition and its treatment	0.850					
	Uncertainty regarding the operation and functioning of specialized equipment	0.779					
	Not enough staff to adequately cover the unit	0.747					

Resultados da regressão

Model Summary^b

Model	R	R Square	Adjusted R Square	Std. Error of the Estimate	Durbin-Watson
1	.29[a]	.08	.08	.39	1.61

a. Preditores : (constantes), NSS
b. Variável Dependente: qualidade de vida no trabalho

ANOVA^a

Model		Sum of Squares	df	Mean Square	F	Sig.
	Regression	1.77	1	1.77	11.41	.001[b]
1	Residue	19.59	126	.15		
	Total	21.37	127			

a. Variável dependente: qualidade de vida no trabalho b. Preditores : (constantes'), NSS

Coefficients^a

Model		Unstandardized Coefficients		Standardized Coefficients	t	Sig.	Statistics of Collinearity	
		A	Std.Error	Beta			Tolerance	VIF
1	(Constant)	-2.49E-017	.03		.00	1.00		
	NSS	-.32	.09	-.29	-3.37	.001	1.00	1.00

a. Variável dependente: qualidade de vida no trabalho

Correlação de Pearson

Correlations

		Work quality of life	NSS
Pearson Correlation	Work quality of life	1.00	-.29
	NSS	-.29	1.00
Sig. (Unilateral)	Work quality of life	.	.00
	NSS	.00	.
N	Work quality of life	128	128
	NSS	128	128

Apêndice: 4. Curriculum Vitae
ZEESHAN HAIDER

OBJECTIVO:

Demonstrar o valor total das minhas capacidades num ambiente de aprendizagem e de desafio, participando no crescimento global de uma organização. Posição desafiante num grupo dinâmico no qual poderia provar as minhas capacidades.

INFORMAÇÕES DE CARÁCTER PESSOAL:

➢ **Name**	Zeeshan haider s/o Gulsher haider
➢ **D.O.B**	7th February 1988
➢ **Marital status**	Single
➢ **Address**	Cyprus International University Apartments
➢ **Mobile no.**	905488778060
➢ **Email no.**	• haiderali12@hotmail.com • zee.haider789@gmail.com
➢ **Nationality**	Pakistani

HABILITAÇÕES LITERÁRIAS:

> Estou a fazer um mestrado em "Gestão e Organização dos Cuidados de Saúde" na **Universidade Internacional do Chipre (CIU), no Norte do Chipre,** com uma classificação de 3,4 CGPA, que terminará em fevereiro de 2017.

> "Bacharel em Ciências" estuda Bacharelato em Tecnologia Médica "Ciências da sala de operações" com a pontuação da 1ª divisão 3.0 CGPA em Siut da **Universidade de Karachi Paquistão 2012.**

> Ciências intermédias (Pré-médico com Biologia, Química e Física) com a classificação A- do **DJ Sindh Govt Science College Karachi 2007.**

> Matrícula (Ciências com Matemática, Biologia, Química e Física) com A- um grau da **Hasan's Central Public School Karachi 2005.**

EXPERIÊNCIA PROFISSIONAL NO SECTOR DA SAÚDE:

Trabalhou como Assistente Médico/Tecnólogo Médico Cirúrgico em sala de operações no SIUT Sindh Institute of Urology and Transplantation Pakistan, uma das melhores organizações do sector da saúde. O programa B.S. é uma formação de 4 anos com ênfase na experiência prática de todos os aspectos da sala de operações e da unidade de cuidados intensivos da UCI. Fui transferido para diferentes departamentos, onde tive a oportunidade de trabalhar nesses departamentos, onde assisti os médicos em todos os procedimentos cirúrgicos maiores e menores e também assisti os enfermeiros na unidade de cuidados intensivos.

> Departamento de esterilização
> Serviço de urologia
> Serviço de urologia pediátrica
> Serviço de Cirurgia Geral
> Departamento de cirurgia vascular
> Departamento de Transplantação Renal
> Serviço de cirurgia laparoscópica > Unidade de cuidados intensivos

TRABALHO PRESENCIAL:

Trabalha como **assistente de investigação** em gestão de residências universitárias na Universidade Internacional do Chipre desde fevereiro de 2015 até ao presente.

TRABALHO DE PROJECTO DE TESE:

> Estou a fazer o meu trabalho de investigação de licenciatura sobre **"O impacto dos factores de stress no local de trabalho na qualidade do trabalho dos enfermeiros: estudo de caso de instituições médicas privadas na (TRNC)"** sob a supervisão do Dr. Avsen Berberoglu da Universidade Internacional de Chipre.

> Realizei o meu trabalho de projeto de licenciatura e tese sobre **"Perioperative Management in Donor Nephrectomy"** no siut da Universidade de Karachi Paquistão 2012 sob a supervisão do Prof. Dr. Asad Shehzad que trabalha como professor associado no Siut "Department ofUrology".

<u>**ACTIVIDADES PROFISSIONAIS**</u>:

<u>**Participar em diferentes workshops e conferências e trabalhar como voluntário e organizar e gerir as coisas de uma forma correta**</u>:

> Participou no Dia da Carreira no Centro de Desenvolvimento e Aconselhamento de Estudantes **da Universidade Internacional do Chipre, de** 21 a 22 de abril de 2014.

> Participou na formação de utilizadores sobre o conteúdo e a funcionalidade da ProQuest em 5th fevereiro de 2014.

> Participou em 3rd Workshop Internacional de Urologia Pediátrica no Philip G. Ransley Department ofPediatric Urology-SIUT 28-31 de março de 2012 Karachi-Pakistan.

> Workshop sobre Ventilação Mecânica Pediátrica na **Universidade Aga Khan**, Karachi Sábado, 9 de junho de 2012

> 8th Conferência Bienal da Sociedade Paquistanesa de Nefrologia de 4 a 6th março de 2011 na **SIUT**.

> Workshop do Dia do Trauma realizado em 21st e 22nd de maio de 2011 em colaboração com a **Universidade Dow de Ciências da Saúde e o Hospital Universitário Aga Khan.**

> Introdução ao "BLS e ACLS" no **SIUT** em 26th outubro de 2010.

> Seminário CME sobre Gestão da Hepatite realizado na **Universidade Aga Khan** em 20 de maio[th] 2010.

> Curso de proteção contra radiações para profissionais de saúde realizado na **Universidade Aga Khan** em 26 de outubro[th] 2010.

> Workshop de urologia pediátrica na unidade Philip Ransley **SIUT** em 25-28th fevereiro de 2009.

> Seminário sobre biossegurança laboratorial do departamento de pediatria e saúde infantil com a colaboração do Paquistão na **Universidade Aga Khan** em 5 de dezembro de 2009. [th]

> 1st Seminário internacional sobre biossegurança no departamento de patologia **da Universidade Aga Khan** em 21st de março de 2009.

> Trabalhou como voluntário durante a campanha do Dia do Rim de 13-15th março de 2008 no **SIUT**.

> Trabalhou como voluntário no 6th Simpósio **SIUT** de Urologia, nefrologia e transplante realizado no Siut de 23-26th outubro de 2008.

<u>CURSO DE LÍNGUA INGLESA E LITERACIA INFORMÁTICA</u>:

Curso de comunicação oral de nível 1, curso de conhecimentos básicos de inglês, MS office, Word, Excel, PowerPoint, Photoshop, Internet e velocidade de dactilografia frequente.

<u>LÍNGUAS;</u>

Inglês, turco, russo, urdu, árabe, etc.

<u>HOBBIES</u>:

Ler livros diferentes, competências de comunicação e conversação, jornais, artigos, ver notícias e programas de atualidade na televisão e na rádio, ensinar os alunos, fazer esboços, artes e design, jogar críquete e futebol e alguns outros jogos, etc.

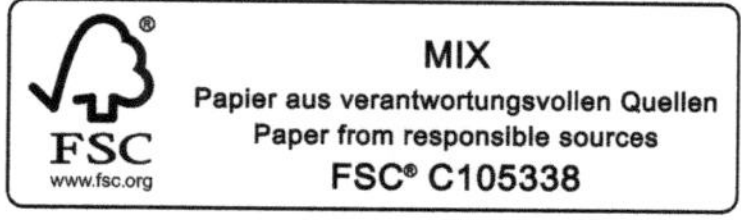